Docteur ROBERT

Médecin Consultant au Mont-Dore

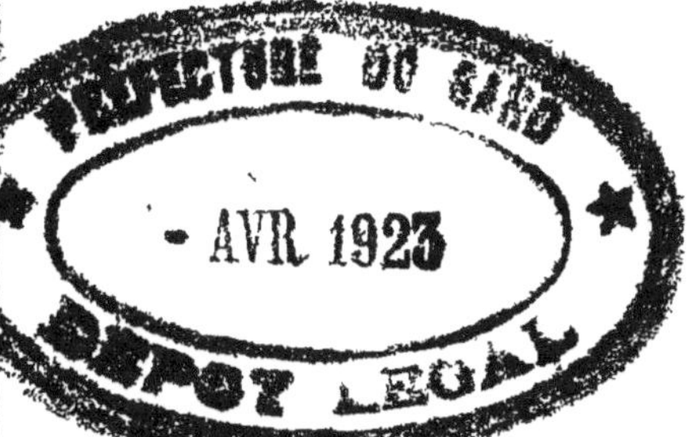

NOTICE

SUR LE

MONT-DORE

Station climatique et hydro-minérale Française -
(Alt. 1050 mètres)

Son action dans le traitement des affections chroniques
des voies respiratoires

Docteur **ROBERT**

Médecin Consultant au Mont-Dore

NOTICE

SUR LE

MONT-DORE

Station climatique et hydro-minérale Française –
(Alt. 1050 mètres)

Son action dans le traitement des affections chroniques
des voies respiratoires

AVANT-PROPOS

De jeunes confrères Français et des confrères de pays alliés ou amis de la France nous ont souvent demandé de leur fournir quelques renseignements pratiques sur notre station hydro-minérale du Mont-Dore.

C'est pour répondre à leurs désirs que nous avons écrits ces quelques lignes.

Notre but n'est point de faire œuvre originale, mais, de montrer au praticien, le plus clairement et le plus simplement possible, les ressources que nos Eaux peuvent offrir à ses malades.

Qu'il nous soit permis, avant de commencer cette rapide vue d'ensemble sur notre station et ses effets de remercier ici les confrères des Pays amis qui ont bien voulu nous manifester leur sympathie et nous assurer dans leurs Patries un accueil favorable.

LE MONT-DORE

Situation. — La grande station française médicatrice des voies respiratoires, le Mont-Dore, dont nous voulons résumer ici les principales indications est un centre climatique en même temps qu'hydro-minéral.

Situées dans le massif volcanique des Monts-d'Auvergne, à 70 km de Clermont-Ferrand et à 459 km de Paris (Orsay), les sources du Mont-Dore jaillissent a 1050 m. d'altitude dans une vallée riante où la Dordogne roule ses premières eaux entre des pentes verdoyantes couvertes de hêtres et de sapins.

Sur le versant Ouest de la vallée, un funiculaire donne accès au «Salon du Capucin», vaste clairière située à 1300 m. d'altitude au milieu d'une antique forêt aux essences résineuses, ensoleillée, abritée des vents admirablement favorable aux cures d'air et de repos.

L'ensemble de la région, très pittoresque, très boisée attire le promeneur, pour le plus grand profit de sa santé, autour de ses lacs, de ses cascades et de ses vieilles ruines auxquelles la sombre pierre basaltique du Pays donne un étrange cachet mélancolique.

L'un des lacs environnants, le lac Chambon retient tout particulièrement le touriste par son charme très doux et l'originalité de sa plage de sable volcanique où l'on se baigne dans une eau pure et tempérée à 880 m. d'altitude. C'est un lieu de repos parfait pour les malades après les cures hydro-minérales dans les stations voisines.

Enfin, le Puy de Sancy (Alt. 1886 m.), ferme au Sud la vallée du Mont-Dore de sa masse majestueuse et forme un observatoire naturel d'où la vue s'étend à l'infini par-dessus les hautes silhouettes des Monts environnants.

Historique. — Dès la plus haute antiquité, les Eaux de notre station ont été utilisées dans un but thérapeutique.

Les Gaulois primitifs en auraient, dit-on, constaté tout d'abord les effets bienfaisants sur les chevaux poussifs (emphysémateux) amenés par hasard à cet abreuvoir naturel.

On a retrouvé les piscines primitives construites en bois par nos Aïeux au-dessous des vestiges du somptueux établissement élevé plus tard par les Romains.

Celui-ci devait avoir des dimensions considérables si l'on en juge par les fragments d'architecture retrouvés de nos jours et qui font l'ornement et la gloire de l'intérieur de l'établissement actuel.

Parmi ces antiques sculptures figure un buste de Romain, célèbre par son thorax voussuré, ses épaules carrées, son cou court.

Ce baigneur du temps d'Hadrien ou de Marc-Aurèle porte déjà les stigmates de l'emphysème et témoigne de l'ancienneté de la spécialisation respiratoire du lieu.

Oubliés pendant les périodes troublées du Moyen-Age et sans doute aussi détruits par les invasions des barbares et les secousses sismiques, les Thermes du Mont-Dore laissent pourtant quelques traces dans les écrits de Sidoine Apollinaire évêque de Clermont au V° Siècle.

Au XVIIe et XVIIIe siècles plusieurs médecins recommencent à en signaler les vertus. Enfin, c'est au grand clinicien de la station, Michel Bertrand que revient l'honneur d'avoir rénové l'ancienne prospérité du Mont-Dore au début du XIXe siècle. Sous son influence, la station a pris le développement toujours plus considérable qui a nécessité à la fin du XIXe siècle la construction d'un établissement vaste et perfectionné que l'administration thermale est encore obligée d'agrandir sans cesse.

Les Etablissements et les Sources. — Au Mont-Dore l'Etablissement et les sources sont une seule et même chose ; car les Thermes ont été construits à l'émergence même des griffons. Les Eaux ne perdent ainsi aucune de leurs particularités chimiques, électriques ou thermiques à travers des canalisations. Certaines piscines sont taillées dans le roc d'où jaillissent les Eaux et l'on peut dire que le malade y baigne dans la source même.

L'Etablissement, très spacieux et très confortable, a été conçu dans un style à la fois artistique et pratique et réalise toutes les garanties des préceptes d'asepsie les plus modernes alliées au charme des hautes colonnes de porphyre, des riches mosaïques et des voûtes toscanes, évocatrices des splendeurs de l'époque Romaine. Les vestiges des Thermes Antiques pieusement recueillis s'y encadrent harmonieusement et nous rappellent sans cesse l'extraordinaire intuition thérapeutique du génie latin.

Le bâtiment actuel, qui ne cesse de s'agrandir, comprend près d'une centaine de cabines de bains et douches de diverses classes, 14 cabines de douches à vapeur, 5 salles d'hydrothérapie complètes, aéro-bains, douches ascendantes, gargarismes, pulvérisations de gorge, pédiluves, etc. Enfin, trois installations particulièrement en honneur au Mont-Dore :

I. — Les salles d'Aspiration, au nombre de 32, couvrant plus de 2000 mètres carrés de superficie.

Dans ces salles, chauffées à 28°, 30° et 32°, le malade, vêtu d'un costume spécial, circule en aspirant la vapeur des eaux minérales poudroyée à chaud et formant un brouillard dense.

L'effet thérapeutique des Eaux est ainsi porté directement au contact des voies aériennes.

Notre station, on le voit, applique depuis fort longtemps le principe de la pénétration médicamenteuse « loco dolenti » mis en honneur ces dernières années par la méthode des injections intra-trachéales et des inhalations antiseptiques.

II. — Les piscines pour demi-bains hyperthermaux sont des cuves à eau courante à 39, 40 et 43° où l'eau n'est en contact avec aucune paroi métallique et où le malade, comme nous l'avons dit précédemment, baigne jusqu'à la ceinture dans la source même, dans l'eau thermale telle qu'elle sort du griffon, bouillonnante et vivante.

III. — Signalons enfin une pratique très remarquable du lieu : le captage des gaz émanés des sources.

Ces gaz sont fortement chargés en acide carbonique et très riches en émanation radio-actives (Loisel et Castelnau). Ils sont amenés sous pression dans des salles où se pratique la douche nasale gazeuse dont nous noterons plus loin les excellents effets.

Ajoutons que la gymnastique respiratoire est méthodiquement pratiquée depuis ces dernières années, sous la surveillance de professeurs spécialistes, tant à l'Etablissement que dans le Parc des Jeux et des Sports où adultes et enfants sont dans les meilleures conditions d'entraînement physique.

Le Parc comporte 4 tennis de matches récemment installés, d'autres tennis sont annexés au « Salon du Capucin » et au Casino..

Les sources, nous l'avons dit, jaillissent dans l'Etablissement même.

Rien n'est plus éloquent que les chiffres pour donner une idée de la richesse hydro-minérale du lieu : Les 12 sources Mont-Doriennes donnent un débit évalué à environ 900.000 litres par 24 heures.

Ce débit est d'ailleurs constant et ne subit en rien les influences pluviométriques, tant est profonde l'origine des eaux.

Les principales sources sont : la Source Madeleine, la source César, la source Bardon ou des chanteurs et la source Ramond, Leurs températures varient de 38 à 47° suivant les griffons.

Elles sont :

alcalines faibles,
gazeuses,
bicarbonatées mixtes,
lithinées,
arsénicales faibles,
ferrugineuses,

Ce sont les eaux les plus siliceuses de France.

Elles sont en outre radio-actives et contiennent encore :

du manganèse, du phosphore, de l'iode, du fluor, comme principaux éléments.

ACTION DES EAUX

Il n'est pas possible en l'état actuel de la Science de déduire l'action des Eaux de leur composition.

Nous répéterons avec le professeur Landouzy que c'est bien plus à l'expérience clinique à fixer les indications des Eaux minérales qu'aux considérations théoriques ; et peu de stations peuvent à cet égard revendiquer comme le Mont-Dore une expérience de 2.000 ans.

Il est permis cependant de noter que la constitution des Eaux rend moins obscur le problème du mécanisme de leur action :

— La Silice est un antiscléreux, un antiseptique et dissolvant les urates.

— La Lithine ajoute à cette action dissolvante des urates ;

— Les bicarbonates alcalins régularisent la fonction biliaire, neutralisent les urates et l'acide urique des urines ;

— L'ion calcium est en quelque sorte un dépuratif interstitiel agissant par substitution au sodium ;

— Enfin l'arsenic, le fer, le manganèse et l'iode sont de puissants modificateurs de la nutrition, favorisent l'hématopoïèse et surexcitent les échanges physiologiques ;

— Plusieurs auteurs ont attiré l'attention sur le rôle du fluor fixateur du phosphore (Garcin) et sur le rôle de la radio-activité comme agent excitateur des glandes vasculaires sanguines et des organes hémato-poïétiques.

Les Eaux du Mont-Dore ont en outre une puissante affinité pour l'oxygène.

D'après les expériences de Coignart et Bretet, à la sortie du griffon, elles absorbent dix fois plus de ce gaz que l'eau distillée et agissent donc comme de véritables hydroxydases, jouant dans les tissus le rôle d'agents réducteurs et vecteurs d'oxygène et cela au moment où l'organisme, sous l'influence de l'altitude, rénove et multiplie ses hématies.

On voit quel élan physiologique peut apporter un tel phénomène dans la vie moléculaire.

Tout ceci nous laisse entrevoir combien est profonde la modification apportée dans tout l'organisme par la cure hydro-minérale.

Nous ne pouvons pénétrer encore le mécanisme intime de toutes ces réactions, mais nous sommes amenés à penser que l'effet salutaire de la Cure est dû à une infinité de causes petites et grandes agissant parallèlement : chimisme, électricité, radioactivité, hydrothérapie, altitude, etc.

Sans doute le secret de la cure hydrominérale est-il moins dans l'ingestion de telle ou telle substance en tel ou tel état moléculaire que dans l'harmonie d'une synergie naturelle infiniment complexe et aussi impossible à analyser que l'essence même des phénomènes vitaux.

L'Eau n'est-elle d'ailleurs pas un liquide vivant, une lymphe minérale selon l'heureuse expression du professeur Landouzy ?

Si le problème de l'action physico-chimique de nos Eaux nous échappe en grande partie, en revanche nous constatons aisément certaines des conséquences physiologiques de cette action ;

En voici les principales :

I. — Vaso dilatation périphérique, amenant une décongestion des organes internes, notamment des voies respiratoires ; action grandement favorisée par l'altitude et par les pratiques hydrothérapeutiques du lieu : bain, douches, demi-bains hyperthermaux, bains de pieds ;

II. — Modification du reflexe oculo-cardiaque qui, après une période où ses anomalies s'exagèrent, tend ensuite à se rapprocher de la normale, traduisant ainsi le retour à l'équilibre du système vago-sympathique (Dr Dupont).

III. — Modification de la formule sanguine (Dr Dupont).

IV. — Décharges parfois considérables de sables uratiques dans les urines au cours de la deuxième semaine de traitement, surnommée par les malades semaines des sables.

V. — Augmentation de la nutrition au point de vue des matières minérales, diminution de la désassimilation des matières azotées et augmentation de la déperdition en certains sels : magnésie, sulfate de soude et de potasse, chlorures.

Cette diminution des matières azotées dans les urines indique sans doute une fixation moléculaire plus active entraînant une action reconstituante (expériences personnelles du Dr Percepied).

VI. — Disparitions ou atténuation des douleurs rhumatismales, goutteuses ou névralgiques, des éruptions cutanées d'origine diathésique ; fonctionnement plus actif de la peau, régularisation de la transpiration et diminution de l'embonpoint chez les obèses ; augmentation du poids au contraire chez les amaigris sous l'influence fortifiante de l'altitude et des Eaux ; diminution de la glycosurie chez les diabétiques ; résolutions des adénopathies et, spécialement des adénopathies trachéo-bronchiques, des séquelles d'amygdalotomies et d'ablations de végétations adénoïdes.

VII. — Enfin et surtout, augmentation de l'amplitude respiratoire, augmentation du Jeu de la plèvre chez les anciens pleurétiques porteurs d'adhérences cicatricielles ; fluidification des sécrétions bronchiques qui tendent à la résolution après un stade d'expectoration plus marquée, décongestion et sédation remarquable de tous les phénomènes inflammatoires ou spasmodiques de la totalité des voies respiratoires : poumon, bronches, larynx, pharynx; assouplissement des scléroses pulmonaires, de l'emphysème ; nettoyage, décongestion et résolution des bronchites chroniques et congestions pulmonaires chroniques ; sédation des phénomènes spasmodiques de l'asthme vrai et des pseudo-asthmes..

Le travail de nettoyage de l'arbre aérien est dévolu aux séances dans les salles d'aspiration. Dans leur atmosphère de brouillard médicamenteux, le malade, auquel l'altitude a rendu le jeu complet de son appareil pulmonaire, fait pénétrer les vapeurs bienfaisantes jusque dans les rameaux les plus paresseux de son arbre aérien.

Une grande part de l'action antispasmodique sédative et décongestionnante du traitement est due aux douches nasales de gaz thermaux que l'on introduit même dans certains cas dans les trompes d'Eustache.

Les pulvérisateurs d'Eau minérale permettent de porter directement les effets décongestionnants du traitement sur le pharynx et le larynx, c'est là une thérapeutique énergique et qui demande à être maniée avec prudence.

La décongestion des bases pulmonaires, l'assouplissement des culs de sacs pleuraux et la sédation des douleurs rhumatismales ou névralgiques est grandement favorisée par les douches de vapeurs.

Enfin l'action anti-anaphylactique des Eaux minérales alcalines est une notion qui semble se faire jour de plus en plus et, en fait, la clinique démontre l'efficacité particulière de nos Eaux chez les malades atteints de phénomènes anaphylactiques.

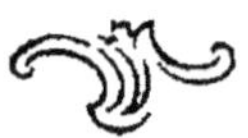

INDICATIONS

De cet aperçu rapide sur l'action des Eaux du Mont-Dore se déduisent naturellement les indications de la station.

Spécialisée dans le traitement des voies respiratoires, douée d'une action antispasmodique, décongestionnante, résolutive, antidiathésique et reconstituante, elle combattra principalement les affections suivantes :

L'asthme, sec et humide, qui est justiciable de son action antispasmodique, décongestionnante et antidiathésique dirigée spécialement sur l'arbre respiratoire.

Sous l'influence de 2 à 3 cures successives, nous voyons les crises diminuer d'intensité et de fréquence et souvent disparaître chez les sujets jeunes.

Tous les pseudo-asthmes et asthmes intriqués contiennent un élément spasmodique heureusement influencé par le traitement et une épine pulmonaire (catarrhe chronique, sclérose, etc.) qui en bénéficie également.

L'emphysème, la bronchite chronique, les catarrhes chroniques, les séquelles des affections aigües des voies respiratoires (rougeole, coqueluche, grippe, bronchopneumonie), la sclérose pulmonaire, la congestion pulmonaire chronique, les adhérences pleurales trouvent dans le traitement Mont-Dorien une amélioration due à l'assouplissement résultant d'une gymnastique pulmonaire favorisée par l'altitude et accompagnée de l'action sédative, décongestionnante et résolutive des salles d'aspiration et des diverses modalités de la cure.

L'intoxication par les gaz de combat bénéficie aussi nettement de l'influence sédative et des propriétés éliminatrices des Eaux et l'hôpital thermal militaire du Mont-Dore soigne tous les ans avec succès un nombre considérable de gazés.

Les troubles spasmo-congestifs de la pituitaire, les rhumes des foins, les rhinites hyperthrophiques, l'anosmie, le catarrhe tubo-tympanique tirent un bénéfice particulier de la pratique des douches nasales de gaz thermaux dont nous avons déjà parlé.

Les angines, les amygdalites chroniques, les suites d'ablations de végétations adénoïdes, y trouvent une médication locale résolutive et un traitement général fortifiant et anti-diathésique de grande efficacité et nombreux sont les enfants lymphatiques et neuro-arthritiques qui se trouvent transformés par le traitement du Mont-Dore.

Les rhumatisants, goutteux et diabétiques à manifestations respiratoires y trouvent également un soulagement à la localisation de leur diathèse.

Les chanteurs et les orateurs viennent aussi y soumettre leur larynx et leur pharynx surmenés à l'action décongestionnante et sédative de la cure et ont contribué pour une large part à établir la réputation de la station dont une des sources porte le nom de « Source des Chanteurs ».

Enfin certaines formes de tuberculoses cicatrisées, à tendances fibreuses, coïncidant avec des manifestations congestives, dyspnéiques ou des localisations diathésiques sur l'appareil respiratoire sont justiciables sur la cure Mont-Dorienne.

Mais jamais aucun tuberculeux crachant des bacilles, fébrile, ou susceptible de manifester la moindre tendance évolutive ne sera admis à suivre le traitement thermal.

Le climat capricieux, parfois orageux et sujet à des chutes brusques de température lui ferait courir de gros risques et il ne retirerait aucun bénéfice des pratiques de l'Etablissement où il serait un danger pour les autres.

CONTRE-INDICATIONS

Les contre-indications du Mont-Dore seront, avec la tuberculose évolutive, les cardiopathies décompensées qui ne supporteraient pas l'altitude du lieu ; les grandes viscéropathies, les gros troubles fonctionnels du foie, du tube digestif, les albuminuries considérables.

Bien entendu tout état aigu et fébrile est incompatible avec les modalités du traitement hydro-minéral qui ne s'adressent qu'aux affections chroniques.

Les conditions climatiques de l'Auvergne Thermale ne permettent le séjour des malades dans cette région que du 15 Mai au 1er Octobre.

www.ingramcontent.com/pod-product-compliance
Lightning Source LLC
LaVergne TN
LVHW021606170726
843501LV00010B/3886